AF363071

CRÓNICAS DE UN ENFERMERO
Vivencias dentro y fuera del hospital

Nehemías Fernández Mera

EDIQUID

CRÓNICAS DE UN ENFERMERO
Vivencias dentro y fuera del hospital
© Nehemías Fernández Mera
Editado por: Corporación Ígneo S.A.C
para su sello editorial Ediquid
Av. Arequipa 185 1380,
Urb. Santa Beatriz. Lima - Perú
Primera edición, marzo 2021

ISBN: 978-612-48483-5-3
Impresión bajo demanda
Hecho el Depósito Legal en la Biblioteca Nacional del Perú N° 2021-02386
Se terminó de imprimir en marzo del 2021 en:
ALEPH IMPRESIONES SRL
Jr. Risso Nro. 580
Lince - Lima

www.grupoigneo.com
Correo electrónico: contacto@grupoigneo.com
Facebook: Grupo Ígneo | Twitter: @editorialigneo | Instagram: @grupoigneo

Diseño de portada: Ingrid Morales
Diagramación: Dianora Gómez Nessi
Corrección: Rosa Arévalo

Colección: Nuevas voces

CONTENIDO

DEDICATORIA

A mi familia que, sin dudarlo, me animó a culminar este proyecto.

A los héroes anónimos que ofrendaron su vida en nombre de una profesión digna como la Enfermería.

A todos mis colegas, que arriesgan su vida brindando ternura a los pacientes en los centros asistenciales de salud.

Solo en nuestras horas más oscuras podemos descubrir la verdadera fuerza de la brillante luz de nuestro interior que no puede ser atenuada.

Doe Zantamata

No hay mayor satisfacción que ser una fuente de luz y de esperanza en medio de las tormentas y adversidades... Y es algo que solo los y las enfermeras podemos hacer... Que esta guerra no nos desanime ni apague nuestro valor, carácter y profesionalismo.

Nehemías Fernández M.

PRÓLOGO

La crónica es un género complejo que entremezcla la narrativa con el desarrollo investigativo y periodístico. No es fácil de abordar, tampoco de generar en el lector las emociones que estos tiempos duros pueden hacernos olvidar: la alegría, la ternura, la empatía.

Gabriel García Márquez señalaba sobre este género, y otros como el reportaje, lo siguiente: «puede ser igual a un cuento o una novela con la única diferencia (sagrada e inviolable) de que la novela y el cuento admiten la fantasía sin límites, pero los géneros periodísticos tienen que ser verdad hasta la última coma, aunque nadie lo sepa ni lo crea». Sobre esta última frase se construye *Crónicas de un enfermero*, un relato que a veces parece rayar en lo imaginativo, en las historias más descabelladas y, sin embargo, son reales, extremadamente reales.

En este libro encontramos textos que pueden ir desde la anécdota más graciosa y variopinta hasta la denuncia social, escrita en un lenguaje fuerte y claro. Es un discurso que aborda las historias paralelas de sus personajes, como en la crónica *La lucha por la vida*, así como el testimonio desgarrado, a veces humorístico, de vivir en tiempos de COVID-19, siendo paciente y, además, personal de primera línea (como en la crónica *Tiempos de COVID*).

Con palabras honestas, amorosas y con una comprensión muy aguda de la realidad, Nehemías Fernández nos muestra dos caras del ejercicio de la Enfermería: gente con vocación y esmero, versus gente sin esta; también nos enseña, a través de sus palabras, la crudeza social actual, la barbarie, la pobreza y lo que genera el desconocimiento.

Su escritura es genuina, detallista y llena de un profundo compromiso social y una admirable sensibilidad humana, estas crónicas lo demuestran.

Los editores

LA LUCHA POR LA VIDA

I

Las campanas en la catedral sonaban una tras otra. Don Juan empezaba un largo camino de sacrificio y sufrimiento, mientras toda la familia cantaba y pedía a los santos y a sus dioses mayor provisión y salud. Don Juan en su cama, recostado sobre uno de sus lados, pedía a los suyos compasión para librarse de una sola vez de esos dolores que lo dejaban sin fuerzas y sin ánimos de vivir. Fue en ese instante que su esposa, doña Julia, ingresó a la habitación, donde el moribundo esposo se encontraba casi sin aire por el dolor, pidiendo a gritos un sorbo de agua para recuperar fuerzas y enfrentar una nueva ola de quejumbrosas dolencias por todos lados, que eran como terremotos que se ensañan hasta la saciedad con el más débil.

Don Juan era un hombre de gran prestigio en la ciudad; no quería morir, por eso clamaba sin cesar a los dioses piedad y más piedad. Él aún no sabía que tal petición le causaría mayor sufrimiento, lo peor estaba por venir.

En una de esas tantas noches de soledad y castigo, llegaron toda la familia y los amigos como adivinando que se aproximaba la hora del gran perdón. Él sintió algo raro en su cuerpo, un aire frío estremeció cada parte de sus extremidades y en su garganta se hizo un nudo que amarraba cada palabra que intentaba decir. Todos se percataron de ese gran cambio, el llanto era el común denominador, en una escena imposible de describir.

Cuando ya eran las once de la noche, don Juan intentó pararse hasta lograrlo. Se puso a andar por toda la casa, quería dar la impresión de que recobraba las fuerzas, pero de pronto se escuchó un gran golpe: don Juan se había caído, esta vez para no volverse a levantar. Ahí empezó el gran viacrucis. En ese momento llamaron al más renombrado de los médicos, este lo miró casi con desprecio y, sin ánimo de ayudarle, dejó indicaciones, a don Juan debían internarlo, estaba grave.

La familia murmuraba en voz baja, cuando la ambulancia llegó para trasladarlo esa misma noche al hospital de la ciudad. Estando allí, don Juan ya no hablaba, estaba al borde de la muerte; sus signos de vida eran su pulso cardiaco y su frecuencia respiratoria, que eran como el vaivén de las olas débiles que se desvanecen a las orillas del mar. La enfermera comunicó a la familia que podían retirarse, sin darle esperanzas de mejoría.

Pasadas unas horas, de repente, don Juan sintió un aire puro y de pronto despertó. Se le indicaron algunas normas establecidas, ahí se dio cuenta de que había ingresado a un reclusorio, se vio atado a unos barandales y, con un profundo suspiro, se resignó a perder la libertad tras un grito de dolor, en el que clamaba por comprensión, por defecar en el momento que él quería, porque hasta para eso había un horario establecido. Ahí perdió todo...

Estando ya en su cama, se le informó que solo se le permitía llorar en silencio; evacuar y miccionar dos veces al día, a las cinco de la mañana y a las cinco de la tarde; tomar agua y comer tres veces al día, a las siete de la mañana, doce del mediodía y cinco de la tarde; recibir visita de la familia de cuatro a cinco de la tarde; y, lo más importante, que debía permanecer estático, como la cama misma, para no dañar con el movimiento del brazo la red de conexiones atadas a sus venas.

La primera noche, consciente de estar en aquel lugar, fue la peor que vivió don Juan. Estando con mucho dolor, escuchaba risas, ronquidos, pasos del personal, pero sucumbió ante la impotencia de no poder hacer nada para cambiar la situación.

A las cinco de la mañana, despertaron a todos para el baño e higiene correspondientes. Los que podían caminar, se incorporaron y fueron a asearse bajo las heladas aguas del reclusorio. Don Juan, en cambio, esperaba la mano amiga del personal porque él no podía ni siquiera moverse. El baño empezó con un chorro de agua fría sobre la cabeza que estremeció todo su cuerpo, nuevamente un aire frío y un nudo en la garganta se apoderaron de él, cada palabra que intentaba decir se anudaba, no podía vocalizar. Por suerte, solo se trataba de un único chorro de agua helada, con el que se buscaba dar la apariencia de que él, al igual que otros, estaba limpio, pues estos quehaceres debían haberse completado antes de las siete de la mañana, cuando se producía el cambio de turno.

Eran las siete de la mañana, cuando don Juan escuchó decir palabras que le parecían pronunciadas a lo lejos, ya que su órgano auditivo no le funcionaba adecuadamente: «Paciente, tranquilo, descansa toda la noche, en franca recuperación». Al escuchar esto, un aire frío y un nudo en la garganta se apoderaron nuevamente de él, quiso decir que no estaba tranquilo, pero no pudo.

Acto seguido se le llevó el desayuno, nada apto para un comensal común. Esa mañana no comió: «Ojalá el almuerzo esté mejor», pensó en voz alta.

Como ya lo había previsto, esa mañana no llegó nadie a verlo. El cuerpo se le comenzó a quemar como cuando uno viaja horas tras horas sin moverse. «Creo que están calentando la cama», pensaba. La falta de movimiento estaba dañando su piel; el pobre hombre empezó a declinar, su vista quedó fija en el horizonte como señalando el camino por el que debía ir.

Llegó el almuerzo, lo miró; apenas tomó un sorbo de la sopa que en ese momento estaba insípida; sin embargo, tan solo una probada bastó para saciar el hambre.

—La vida ya no me sirve de nada —dijo como resignándose a no luchar por ella.

En ese momento empezó a llorar en silencio, porque hacerse escuchar estaba prohibido ahí. Atrás quedaban las ganas de vivir, atrás quedaba la familia, los amigos, la casa que en su juventud construyó, como parte de sus sueños. Ese reclusorio, al que había sido llevado, aceleró su partida.

Se encontraba pensativo e impotente por no poder cambiar el curso del destino, cuando de repente un movimiento raro cruzó su barriga, don Juan quería defecar y miccionar; pero no era posible hacerlo, tendría que esperar el horario establecido para la ocasión. Así que, cerrando los ojos y mordiéndose los labios, tuvo que soportar hasta las cinco de la tarde.

Situaciones de este tipo le hacían pensar, una y otra vez, que era mejor morir que seguir viviendo de esa manera. Lloraba, en silencio, pidiéndole a los dioses que de una vez por todas lo llevasen por aquel horizonte por el que antes había divisado su camino con una claridad imperturbable hacia la eternidad.

II

Al otro lado del pabellón, se escuchaba música, risas y carcajadas; parecía que se celebraba una fiesta importante. Lucio, quien había llegado de lejos a ver a su madre, convenció al vigilante para poder entrar. Al escuchar la tan sonada música, por curiosidad, sacó la cabeza para ver qué era lo que sucedía en la sala contigua, el sitio divisado por aquellos ojos era el lugar de reuniones del personal durante la cena. Ahí estaban comiendo, bebiendo y bailando, olvidando todo lo que pasaba con sus enfermos. Inmediatamente regresó a ver a su madre que permanecía desde hacía ya cinco días en el hospital, luego de haber sufrido una fractura en la pierna. Tan pronto la vio, se abalanzó sobre ella para abrazarla tan fuerte como pudo, habían transcurrido cinco largos años sin verla. Ella lo besó y, susurrándole al oído, le decía: «Sabía que vendrías por mí, te estuve extrañando mucho». En ese instante, él no soportó más, se llenó de dolor e impotencia al verla sufrir y encontrarla en aquel estado, estaba maloliente, empapada de heces. De pronto, una luz iluminó su frente, pensó en los ahorros que había acumulado durante los últimos años, pidió el alta y se la llevó a casa.

Estando en la casa, tomó por sorpresa a todos, nadie esperaba tener a la anciana madre tan pronto de regreso. Desde luego que nadie quería tenerla allí, todos murmuraban diciendo:

—¡En mala hora vino este Lucio! ¿Ahora quién va a ver por ella, quien la va a alimentar, vestir, quién se va encargar de su higiene? —decían.

Lucio esperaba que la recibiesen con alegría; sin embargo, leía en los ojos de los familiares desagrado e indiferencia; no entendía nada. Preguntó:

—¿Qué pasa?

—Es que ya no la aguantamos más; grita, llora, critica, se queja innecesariamente, y aquí no tenemos tiempo para ella, ya es mucho lo que hemos hecho con nuestra mamá —le dijeron a una sola voz.

Trató de persuadirlos, pero fue en vano. Inmediatamente le advirtieron que él debía encargarse de ella o, de lo contrario, la regresarían al hospital. La madre, asombrada y espantada por lo que apenas lograba escuchar, no se derrumbó del todo al presenciar la actitud tan amorosa de aquel hijo, a quien llevaba tanto tiempo sin ver; por el contrario, se refugió en ese amor, recobró las fuerzas y en menos de un parpadeo ya estaba gozando casi por completo de buena salud, solo le faltaba caminar con normalidad.

Lucio regresó hacia su madre y empezó a escuchar esa voz maternal pidiéndole que no se alejara de ella. «Tal vez se sienta más segura conmigo», pensó. «Creo que voy a quedarme», se sugirió brevemente.

Pasaron los días y por milagro de la Providencia Divina su madre se había recuperado por completo. «¿Qué habría pasado si hubiera continuado en aquel hospital?», se repetía una y otra vez. Era evidente que había divisado la muerte muy de cerca.

III

Situación diferente vivía don Juan, la rutina era la misma. Cada día se llenaba de más tristeza y nostalgia al ver que diariamente alguien salía del hospital, vivo o muerto. No era, precisamente, la salida de aquellos del hospital lo que avivaba su malestar, sino el hecho de que él permanecía confinado en aquel sitio, como perpetuándose en un nuevo estilo de vida, sin familia, sin amigos, sin ahorros, sin su casa, sin nada.

Eran las seis de la mañana de uno de esos tantos días, el sol se alistaba para aparecer. Despertó. En su soledad, él estaba seguro de que pasaría otro día de dolor y sufrimiento.

Llegó la hora del reporte, ya no quiso escuchar nada más, para la enfermera todo andaba bien. En cambio, él sentía desesperación y rabia, emociones que lo hundían más en la sólida, fría y desafortunada depresión. Ya por la noche decidió hacer un último esfuerzo por no vivir y así fue…

IV

En el staff, la rutina también se había apoderado de los registros: «Paciente tranquilo, lúcido, orientado..., pasa el turno tranquilo, duerme o no duerme (dependiendo de si deja o no dormir)». A las ocho de la noche se registraba lo que podría pasar hasta las seis de la mañana para dar un tiempo al dulce descanso que solía tener el personal.

A esa hora se inició la rutinaria costumbre de adelantar tratamientos. Por infortunio, aquel paciente tenía programado recibir su medicación, pero por falta de medicinas se le excluyó de la rutinaria lista de pacientes que esa noche sí la recibirían.

De esta manera, se concluyó con el registro de administración de medicamentos a los pacientes, estos se repartieron de cama en cama, ya sean ocupadas o desocupadas. La idea era cumplir con el tratamiento, nada más.

El infortunado mortal, moribundo tal vez (cansado hasta la saciedad de vivir en la agónica situación que se encontraba desde hacía ya varios días, necesitaba de una mano amiga para poder partir con gran tristeza, pero asistido con los cuidados que cualquier ser humano debe recibir en aquellos momentos aciagos), llamaba quejumbroso, con voz limitada, tenue, casi imperceptible al oído humano, pidiendo asistencia, auxilio, a los dioses, ya que en la Tierra ya todo era tarde. La suerte estaba echada en su contra, para ese momento todos estarían durmiendo plácidamente o muy ocupados renegando por el despropósito emprendido nuevamente aquella noche.

Mientras tanto, el médico, la enfermera y la auxiliar dormían, cada uno en su improvisada cama; soñaban cada cual un mundo lleno de ilusiones y fantasías, como coger las estrellas, volar en cometas hasta el infinito, degustar el ceviche de la zona, veranear en las acogedoras playas llenas de sol, y todo en el sueño se hacía tan fácil como si se tratase solo de trabajar unos cuantos turnos para hacer realidad esa ilusión onírica.

Se hicieron las cuatro de la mañana, tocaba despertarse para dar el toque final de la dura jornada nocturna que habían tenido, este consistía en administrar nuevamente las medicinas, cama por cama, y las continuas llamadas de atención a cada paciente por haber hecho sus deposiciones en la cama y no haber aguantado hasta la hora indicada, o sea, las cinco de la mañana. La discusión matutina del personal era por dónde empezar; la primera propuesta fue comenzar por la primera cama, la misma que no se contempló la noche anterior porque ahí estaba ese paciente que se había quedado, al fin, en silencio.

—Que duerma un poco más mientras nos da tiempo para el cambio de vía endovenosa y realizar la higiene rápida y cambio de las ropas de los pacientes —dijeron.

—Entonces, empezaremos por la última cama, convinieron.

Entonces, en ese orden, de atrás para adelante, emprendieron sus labores.

—¡Qué bueno que se haya quedado tranquilo! —murmuraban entre sí.

El tiempo iba pasando y cuando llegaron a la cama uno, efectivamente, el paciente yacía tranquilo.

—El paciente se ha planchado —dijo la auxiliar.

—Déjalo tranquilo un ratito más, mientras avanzo con mi registro —contestó la enfermera.

Las líneas escritas empezaron así: «Paciente delicado, pasa la noche tranquilo, se le administra tratamiento completo. Duerme toda la noche sin despertar, queda estable, se le realiza higiene, se le proporciona confort y se le brindan cuidados». Mientras que la auxiliar en Enfermería registraba: «Orina 300 ml, no hizo deposiciones». El feliz hombre miraba paciente, desde el infinito firmamento, el gran nerviosismo que implicaba asentar estos datos.

V

Cuando Lucio vio recuperada a su madre, se llenó de alegría. La convenció para iniciar una larga travesía por las ciudades que él había conocido durante su estancia en el extranjero. Tomaron el avión y se enrumbaron a lugares que, a decir verdad, maravillaron la atenta mirada de la madre recuperada de una prisión segura.

Estando en la cima de un cerro, divisaron con atenta y contemplativa mirada la salida del sol, arbustos y animales diversos que jamás imaginaron ver tan de cerca. Visitaron grandes ciudades, paradisiacas alamedas, palacios, playas y todo cuanto podían disfrutar de acuerdo a las posibilidades económicas de Lucio.

La salud de aquella mujer se había recuperado por completo, era el momento de disfrutar todo lo que estaba a su alcance, desde oír cantar a las chicharras en los árboles hasta degustar de deliciosos platos y manjares del lugar.

Pasado un tiempo conoció a su nuera, la trataba como a una verdadera hija; vio nacer a sus nietos, los mimaba hasta la saciedad. Su hijo estaba feliz de ver a su encantadora madre de vuelta a la vida y esta vez junto a él por siempre.

VI

El reloj marcaba las seis de la mañana, la enfermera pensó que era el momento preciso de atender a don Juan, que en el papel ya había recibido todos los cuidados que correspondían al turno de la noche, y junto a su auxiliar fueron a la cama uno.

El cuerpo yacía gélido y rígido, esperando pacientemente su salida del hospital; pero más congeladas aún quedaron ellas al ver semejante cuadro. El ambiente se tornó frío, las piernas se amarraban una contra la otra, las manos no podían hacer nada, con ojos desorbitados miraban el descanso eterno de aquel hombre. Tocaron su cuerpo, estaba helado y duro. Sin saber qué hacer, a la enfermera se le ocurrió tapar el cuerpo para generar la impresión de que el paciente disfrutaba de un plácido y profundo sueño.

—¿Y si el siguiente personal lo destapa? Mejor calentemos el cuerpo y demos aviso a Pedro —dijo la auxiliar.

Así lo hicieron. Pedro, que era el médico de la guardia y el encargado del hospital durante la noche, constató la defunción reciente, porque al tocar el cuerpo, este aún estaba caliente, pero ya sin reflejos ni signos vitales. Pero esto no terminó ahí. En la historia del paciente se consignaba que don Juan aún se encontraba descansando y había recibido los tratamientos, la higiene y el cambio de vía endovenosa.

La enfermera cogió un corrector, la solución estaba a la vista. Derramó un poco de esta sustancia, de aspecto lechoso, sobre el papel; la dejó secar y luego reescribió: «Paciente fallece de un paro cardiorrespiratorio a las seis y cuarentaicinco de la mañana, justo minutos antes de la entrega del siguiente turno». La enfermera inició sobre el escrito el discurso de rutina «Siete de la mañana entrega de turno. Cama uno, paciente tranquilo…», y de pronto recordó lo sucedido y, con cierto tartamudeo, comenzó a oír la voz de aquel hombre que la contemplaba desde las alturas del cielo y le decía: «Tranquilo, luego de una larga jornada de lucha por sobrevivir». La enfermera, un poco rubicunda, reaccionó rápidamente y, en su reporte verbal a su colega, le dijo: «Paciente fallece luego de una noche de intranquilidad y sufrimiento».

Taparon el cadáver, de un solo tirón lo jalaron hasta la otra camilla y lo llevaron a la morgue. Ahí inició otra historia dura, y nadie se acercaría a preguntar por él.

CRÍMENES EN EL OLVIDO

I

Hace dieciocho años, exactamente un dieciocho de enero del dos mil dos, en una comunidad boscosa de la selva de la jurisdicción de la provincia de San Ignacio, Perú, se desató uno de los conflictos más cruento con el desenlace más sanguinarios y salvajes que mis ojos han visto. Tanto los nativos aguarunas como los colonos de la zona de Flor de la Frontera, en la localidad cajamarquina de San Ignacio, se vieron enfrentados por la posesión de tierras de cultivo. Como no podía ser de otra manera, la nula presencia del Estado fue el terreno fértil para atestiguar personalmente los crímenes ahí desarrollados.

Eran las cinco de la tarde, cuando un grupo de enfermeros, personal médico y choferes recibimos el encargo, por parte de las autoridades sanitarias de la Sub Región de Salud Jaén, de prestar auxilio rápido en el traslado de víctimas atacadas con armas de fuego, machetes y lanzas por los miembros de una comunidad nativa a colonos establecidos en sus supuestas tierras, destinadas a actividades agrícolas. Recuerdo que el temor invadía a todo el equipo por los reportes climatológicos del momento y las precarias condiciones: por falta de mantenimiento de los caminos carrozables eran difícilmente transitables, además, temíamos por los deslizamientos y huaycos, ocasionados por las torrenciales lluvias que nos acompañaron durante las interminables horas de viaje.

Fue así que llegamos al distrito de San José de Lourdes, en una improvisada ambulancia del Ministerio de Salud, adaptada, sin equipamiento y sin ningún medio de seguridad que garantice la integridad física del trabajador y de los pacientes. En medio de la oscuridad, la lluvia y el barro, partimos rumbo a un centro poblado que lleva por nombre Nuevo Trujillo. Tras largas subidas y bajadas, entre abismos y valles, se nos hicieron las seis de la mañana, hora en la que por fin estábamos en el centro poblado antes mencionado. Hasta ese lugar llegaba la trocha carrozable. Allí, entre aguaceros y horas de sol, pasado el mediodía, recibimos la noticia de que estaban llegando algunos heridos. Todo el equipo estaba presto para atenderlos sin perder tiempo. Pero las horas iban pasando y aún nadie llegaba. Se hicieron las siete de la noche y de pronto, a lo lejos, observamos un reflejo de luz, fabricado con mechas de tela y kerosén. A medida que iban acercándose, el llanto invadía a los familiares que esperaban ansiosos ver con vida a aquellos seres queridos que habían sido atacados.

Habían llegado varios heridos, pálidos, deshidratados, en *shock*; muchos de ellos con perdigones incrustados en sus cuerpos y con cortes en tajos en sus rostros y manos. Inmediatamente, y con el apoyo de la comunidad, los ronderos, la policía y la prensa, se realizaron las atenciones de salud correspondientes hasta lograr estabilizarlos, luego se designaron las comisiones de traslado hasta el hospital más cercano, el Hospital General Jaén.

Los que quedamos en aquel centro, pasamos la noche allí. Ya de madrugada, recibimos la indicación de avanzar hacia otro caserío. Pero esta vez el recorrido se haría a pie. Ya no había trocha, sino un diminuto camino, que al caer la lluvia nos dejaba de pronto empapados, en medio del barro, la frustración y la impotencia.

Tres horas y media nos llevó llegar al caserío Jorge Chávez. Ahí, en un salón comunal adaptado para atender heridos, esperábamos, junto a otros miembros de la comunidad y familiares de las víctimas, en medio de un panorama desolador. Frente al salón comunal había una canchita de fútbol, llena de pasto, y mientras el sol era testigo de nuestra presencia, decidimos abrirnos paso a contemplar la naturaleza en todo su esplendor, en medio de la cancha.

Comenzaba a llover, el clima es muy inestable allí. Todos regresamos al salón comunal y por las rendijas observábamos unas bestias que venían en dirección al caserío. Pasados unos treinta minutos y el panorama se vuelve desgarrador. Una fila de diez bestias, entre burros, mulas y caballos, trae consigo, entre sus lomos, un total de dieciséis cadáveres, entre adultos, jóvenes, niños. No hay palabras para describir lo que vi y sentí, pero brevemente diré lo que en ese momento presencié: unos cuerpos atravesados montados sobre los lomos de las bestias y otros, principalmente de niños, metidos en alforjas, equilibrados, uno en cada lado, golpeando a cada paso que el animal avanzaba galopando. Todos los cuerpos acuchillados, con heridas de bala, llenos de perdigones por todos lados, incluidos aquellos cuerpecitos de inocentes niños. Aquí ha quedado grabado el sello del salvajismo con el que actúan las personas cuando pierden todo sentido de humanidad; aquí enfermería fue testigo de las más crueles acciones del hombre cuando es incapaz de hacer uso de la razón; aquí ha quedado grabado para siempre el destino del hombre sin alma y sin humanidad.

UNA CAMINATA INTERMINABLE

I

Cinco de la mañana. La programación de salida estaba lista. Tomé mi mochila preparada para tres días, mi termo de vacunas y unos cuantos sobres de sales de rehidratación oral para prevenir la deshidratación. La técnica de enfermería, Elida, me indica que iré a uno de los caseríos más lejanos de la jurisdicción. Sin embargo, para suerte mía, había una trocha carrozable que llegaba hasta el pueblito de Colaguay. Llamé a mi amigo Polo, quien era el chofer de la ambulancia, para que me trasladara hasta ese pueblito, a fin de ahorrarme unas cuantas horas de camino.

Llegamos a Colaguay, un lugar de clima frío, donde corre mucho aire y se respira una pureza indescriptible. Era la temporada de lloviznas esporádicas, por lo que me vi obligado a usar un cobertizo abrigador, un poncho de fina lana que los mismos lugareños confeccionaban allí.

A lo lejos se divisaba un cerro, que por la distancia adoptaba un color azulado. «Me temo que es ahí el camino final que debo tomar para llegar hasta el pueblito llamado La Perla del Quismache, mi destino», pensé. Sin embargo, improvisé unas preguntas y, efectivamente, confirmé que debía caminar unas seis horas entre subidas y bajadas, situación que no me amilanó porque mi juventud y fuerza de voluntad me lo permitían, a la vez que mi profesión me decretaba a hacerlo, a atender a los que me necesitaban. La gente, muy hospitalaria, se resistía a creer que pudiera llegar hasta allá. Sin más tiempo que perder, me despedí e inicié lo que habría de ser una caminata de nunca acabar.

Primeramente, había que bajar hasta una explanada, hasta llegar a una quebrada por donde pasaba un riachuelo, para, desde allí, subir cuesta arriba hasta La Perla del Quismache. Llegué a la explanada, con mi mochila en la espalda y mi KST con vacunas en una mano, mientras que en la otra transportaba las jeringas y agujas, según la programación encargada.

Mientras caminaba, escuché los ladridos sincronizados de unos perros. Pensé: «Debe haber alguna vivienda por ahí», pero seguí avanzando porque el tiempo apremiaba. De repente se apareció ante mis ojos un lindo y tierno venadito, estaba escapando de la presencia de los perros que seguían su rastro por ahí. Sin saber qué hacer, me acerqué estirándole la mano y, muy lentamente, se abrió paso por el monte fuera del camino. Seguí sus pasos por el montuoso lugar y como para poner a prueba su habilidad, el venado me dejaba acercarme a una distancia de unos dos metros, luego aligeraba el paso hasta otro lugar y así, como vaivenes de olas, ingresaba y salía del camino una y otra vez. Dejé mi termo KST y saqué de mi mochila una pequeña soga, suficiente como para tirarle un lazo por el cuello. Acordándome de mi niñez y adolescencia, cuando mi padre nos mandaba a lacear el ganado, tiré la soga y logré enredarlo en el cuello. En realidad, no sabía por qué lo hacía, solo tuve un momento de entretenimiento con aquel animal. Al sentir la soga, se tiró al piso, me abalancé sobre él y en una jugada maestra pudo deshacerse rápidamente y, con un salto de por lo menos un metro y medio, logró cruzar una cerca de alambres que había al otro lado del camino. Ahí se acabó la ilusión de cazar a aquel animal.

Nuevamente tomé mi mochila y mi KST para retomar mi larga caminata, que en honor a la verdad se vio interrumpida por mi distracción con el animal.

Sin embargo, mientras iba caminando, seguí escuchando el ladrido de los perros y, en una milésima de segundo, el venado estaba parado nuevamente frente a mí. Inmediatamente vino a mi mente los comentarios que solíamos escuchar durante la niñez. «Puede ser que el venado sea una representación del diablo, ja ja ja»; era tanta la coincidencia, que no era imposible pensar diferente. Aquel venado se me había aparecido de la nada, había estado tan cerca de él; me había invitado a seguirlo por los montonales, logré colocarle el lazo y rápidamente se deshizo de él... y ahora, nuevamente, se me aparecía frente a mí. Tuve un pequeño escalofrío cuando repasé mentalmente todo lo sucedido. Ante esto, decidí esquivarlo de una sola vez, cogí una piedra y el animal, al ver mi reacción, dejó el camino y se perdió entre la montaña.

Por fin, arribé a la quebrada. Cansado y con mucha sed; preparé mis sales de rehidratación oral y me dispuse a descansar por un momento.

Al rato, retomé la travesía; esta vez era una pendiente cuesta arriba, era como subir una escalera, cuyos peldaños no tenían fin. Habiendo alcanzado una altura suficiente, luego de cruzarme con espinas, pedregales, cactus y serpientes, me tomé otro descanso necesario. Desde lo alto me maravillé al contemplar la naturaleza engalanada de flores, árboles, cerros y aves en toda su plenitud, era una forma de vida envidiable en la zona.

Me enrumbé nuevamente. Caminé unos cuarenta minutos, aproximadamente, y entré apoteósico a La Perla del Quismache; los niños se acercaban y me rodeaban como si hubiera llegado una alta autoridad. Al instante, se apareció el teniente gobernador, la máxima autoridad política, y comunicó a la comunidad que el vacuno había llegado. Ja ja ja, realmente me parecía risible o gracioso la forma como llamaban al vacunador en esa época, esto ocurrió veinte años atrás. Ahí pernocté al amparo de un cielo azul y una luna llena que iluminaba mi sueño sin vacilar.

Eran las ocho de la mañana, los niños en fila esperaban tristes la vacunación. La alegría de mi llegada el día anterior se había tornado en rechazo y fui declarado persona no grata por ese ejército de niños. Luego de haber establecido la coordinación de la jornada con las autoridades, de dictar charlas a los profesores y dar orientación a los familiares, se inició el proceso de vacunación. Unos niños lloraban, cerrando los ojos y reteniendo la respiración, y recibían la vacuna sin mayores contratiempos; otros corrían despavoridos por los maizales, impotentes por no poder decidir, pero finalmente eran traídos por los padres y vacunados sin mayores problemas.

Cuatro de la tarde, había culminado la jornada. El tiempo que me quedaba en aquel lugar, lo aproveché para conocer esta Perla, un caserío ubicado en la cima del cerro, con un mirador natural del universo, desde donde se podía observar un atardecer multicolor, un sol que bañaba con su luz los árboles, que celebraba el canto de las aves y la humildad de su gente.

Una vez más, me sentí dichoso de ser enfermero, una profesión sin límites dedicada a preservar la salud y la vida.

¡Adiós, Perla del Quismache!

UNA AVENTURA RIESGOSA

I

Cuando iniciamos nuestras actividades profesionales, nuestra juventud y dinamismo nos impulsan a desarrollar actividades increíbles, que, con el correr del tiempo, se convierten en anécdotas excepcionales para contar. Aquí les relato una que sucedió en uno de esos tantos días en que me tocó trabajar cuando aún existía el programa de Salud Básica Para Todos, del que muchos estamos orgullosos por haber sido la semilla que germinó como parte de la defensa irrestricta de una carrera tan noble como la Enfermería.

Eran los meses más soleados del año; en ausencia de lluvias, el calor infernal traía problemas hasta para las mismas plantas, los cultivos se paralizaban por un tiempo hasta el retorno de la época de lluvia. Los enfermeros no conocemos tregua climática, por tanto, durante todas las estaciones del año, trabajamos en la jurisdicción donde nos toca desempeñarnos, desafiando cualquier adversidad.

Esta vez se trataba de un centro poblado colasaíno, que se encuentra ubicado en el valle del río Chunchuca. Su gente se dedicaba, principalmente, a las actividades agrícolas y ganaderas; era un pueblito muy dinámico en lo económico, pues su ubicación geográfica lo convertía en un lugar estratégico para el intercambio comercial entre los diferentes caseríos de la zona.

El Centro de Salud Chunchuquillo era, para ese entonces, mi nuevo centro de trabajo. Todo lo que contaré sucedió por allá en el año dos mil uno, exactamente durante los primeros tres trimestres de ese año. Era un lugar acogedor, con un personal técnico y profesional muy receptivo, quizá por eso me adapté muy rápidamente. No obstante, tenía en cuenta que su jurisdicción estaba conformada por caseríos muy lejanos en esa época, sin accesos carrozables, lo que obligaba a transitar a pie caminos muy empinados y peligrosos, a fin de cumplir con las actividades inherentes a la profesión. Digo peligrosos porque, a pesar de que en la zona existían las rondas campesinas, allá, la delincuencia, en aquel momento, era muy común. Asaltaban al personal de salud; les quitaban sus pertenencias; desaparecían los equipos de cadena de frío, que cargábamos para proteger nuestras vacunas asignadas para la población, y, como si eso fuera poco, si alguien se resistía a ser desvalijado de sus pertenencias, la muerte era el común denominador.

Más allá de la peligrosidad que revestía la zona, mi responsabilidad como profesional de la salud me obligaba a hacerlo y, para satisfacción mía, nunca tuve que pasar por este tipo de contratiempos; al contrario, encontré una enorme hospitalidad durante mi estancia por esos parajes.

Cierto día, tuve la visita de una autoridad ronderil. Este era un hombre de baja estatura, que, por su edad, creo debía ser el más joven. Sin embargo, su juventud no le restaba autoridad, era capaz de movilizar a cientos de ronderos en todo el sector.

—Licenciado, tengo quejas de un poblador de un caserío.

Yo, por el tiempo transcurrido, no recuerdo el nombre del lugar que me dijo.

—La casa queda muy cerca del camino. Los lugareños afirman que, al pasar por su vivienda, de esta se desprende un olor pestilente insoportable. Ya se le ha notificado varias veces, pero no nos permite el acceso a su casa, a fin de observar qué provoca ese mal olor —me dijo el dirigente.

Lo que se me ocurrió en aquel preciso momento fue decirle que una denuncia policial era lo primero que correspondía hacer, a fin de poder entrar a la vivienda, pero el dirigente ronderil dejó sin efecto mi recomendación al argumentar que, por la distancia de la casa a la policía, ellos no estaban en condiciones de ir a verificar.

Tomé un poco de aire para pensar, no imaginaba claramente lo que podría estar pasando, pero, pasado unos segundos se me atravesó la idea de que, tal vez, podría tratarse de algún loco menesteroso que se resistía a ver la realidad. Entonces, le comuniqué a la autoridad comunal tal razonamiento, pero este nuevamente disolvió en un instante tal posibilidad al pronunciar un rotundo no, al que agregó después: «Es una persona normal». Mientras me sigue proporcionando información del sujeto, se me ocurre la idea de simular ser autoridades judiciales, policiales, ronderiles y de salud, habilitados, con una supuesta orden de allanamiento en mano, para ingresar a la vivienda, sin que el propietario pudiera oponer resistencia.

Nada de esta narrativa sería interesante, si no hubiese ocurrido lo que acaeció el día de la intervención. Tal vez nadie de los que me leerán habrán visto cosas como esta que contaré; sin embargo, los enfermeros, cuando trabajamos en el área de atención primaria, solemos descubrir cosas inimaginables.

Pasaron dos días, y tal como se había programado, decidimos abrirnos paso hacia aquel lejano lugar. Caminamos, aproximadamente, unas cuatro horas cuesta arriba. Mientras tomábamos algunos descansos, aprovechábamos el momento para ponernos de acuerdo en el papel que cada uno asumiría en aquella casa maloliente, que, a decir verdad, aún me parecía una exageración lo que me habían contado.

Se escuchaba a lo lejos, y como es usual en el campo, los ladridos de unos perros que imponían una autoridad suficiente como para replegar a cualquier visitante. Sin embargo, confiados en el refrán: «Perro que ladra no muerde», seguíamos avanzando, aunque mis amigos ronderos, investidos con disfraces de altas autoridades, no dejaban la vara ronderil por si acaso.

Ya íbamos llegando a la casa de aquel señor denunciado, efectivamente, se percibía un olor putrefacto, y a medida que nos acercábamos más, se incrementaba aquel mal olor, a tal punto que nos hacía recordar cuando niños caminábamos por el campo, rumbo a la chacra, y nos encontrábamos con animales muertos invadidos por gallinazos, cuyo nauseabundo olor nos hacía retener la respiración hasta arribar, en una maratónica carrera, hacia el otro extremo, donde espirábamos llenos de carcajadas como todo niño que toma las cosas en broma. Pero esta vez ya no podíamos hacer eso, la maratónica carrera consistía en ingresar al domicilio, aprehender al habitante, verificar lo que ahí estaba sucediendo y, como es lógico, una vez que obtuviéramos el control, llevarlo lejos e iniciar el interrogatorio y negociación correspondientes.

Entramos en aquel lugar. El olor putrefacto y nauseabundo realmente era insoportable, no describiré más para no alarmar. Ingresamos al domicilio, por todos lados había pedazos de carne corrompida; más adelante, un cuero de res tendido y lleno de larvas hacía aún más repugnante aquella escena. Rápidamente salimos con el habitante detenido y, estando lejos de aquel lugar, invitamos al hombre a tomar un baño. Tras varios intentos por convencerlo de que el lugar debía ser higienizado, vi en los ojos de aquel hombre la imposibilidad de contener las lágrimas; mostraba una actitud sumisa y derrotada, no sabía qué decir.

Al rato, autorizó a las rondas campesinas a hacerse cargo de dicha tarea y, finalmente, agradeció la visita.

Era una forma tan normal vivir en un entorno de completa insalubridad, no obstante, desde aquella intervención se alejaron los ladridos de aquellos perros que, sin darnos cuenta, lo hacían para alejar a las aves carroñeras que circulaban por los aires, tratando de robar algún pedazo de comida que se alojaba en aquel misterioso lugar.

Han pasado los días, la gente que transita por ahí va dejando atrás su aligerado paso, palabras de esperanza. En medio de la hojarasca, marchitada por el viento, se avisora sembríos de rosas y flores perfumadas al son de una tierna primavera.

CRÓNICAS DE UNA COMUNICACIÓN INEFICAZ

I

En la vida, las personas solemos cultivar amistades, unas más que otras, claro está; pero a medida que pasa el tiempo, estas se van dispersando poco a poco. Sin embargo, es el mismo tiempo el que, a manera de filtro, va seleccionando las verdaderas amistades, aquellas que perdurarán por siempre. Y es por eso tal vez que hemos escuchado decir muchas veces que amistades tenemos muchas, pero amigos muy pocos.

En esta oportunidad les relataré lo que verdaderamente le sucedió a uno de mis grandes amigos, a quien conocí en mi época universitaria y con quien mantengo, a pesar del tiempo transcurrido y la distancia en que nos ha tocado trabajar, una verdadera amistad hasta el día de hoy.

Se trata de mi pata, aquel que era capaz de enfrentarse a todo el mundo si un compañero estaba siendo amenazado, tal vez su calle o su juventud lo hacía actuar de manera tan peculiar, que nadie se atrevía siquiera a reírse de él. Debo aclarar que, a estas alturas de la vida, todo debe haber cambiado; estoy seguro de eso. No hablaré de él en particular, sino de una de sus anécdotas que, al rememorarla, genera un desenlace de risas y chacotonería en el grupo.

Pachapiriana es un centro poblado que pertenece al Distrito de Chontalí. Sus tierras se caracterizan por ser el medio ideal para la producción del café, además de otros cultivos como maíz, yuca, frijol, etc. Este idílico paraje se encuentra ubicado en un valle, bordeados de cerros por los que discurre un río, poblado por diversas especies de peces, propios de agua dulce. Su gente, muy trabajadora, se dedicaba, como es de esperarse, eminentemente, a la agricultura. Así, desde que amanecía hasta la puesta del sol, los días de aquellos hombres y mujeres transcurrían en las faenas campestres.

Mi amigo es enfermero, muy responsable desde luego, y dedicaba su tiempo atendiendo a niños, principalmente, y haciendo visitas domiciliarias en los caseríos de la jurisdicción. Y como no podía ser de otra manera, coincidentemente culminaba sus labores profesionales, junto con los lugareños, a la puesta del sol, que era la hora ideal para reunirse a practicar el deporte favorito, el fulbito. Ahí participaban activamente las rondas campesinas, los trabajadores del sector salud y los agricultores, que, a decir verdad, jugaban con o sin zapatillas, ya que mantienen los pies curtidos de dolor tras haberse acostumbrado a transitar descalzos y desprotegidos.

Así se daba inicio al partido, y, como suele suceder siempre, se dieron algunos roces bruscos, que muchos toleraban, mientras que a otros les contagiaba la piconería, al ver en ello un pretexto perfecto para saciar su sed de venganza con el oponente. A partir de este momento, lo llamaré Oliver, para evitar un roce brusco con mi leal amigo.

—¡Oe!, ya van dos, juega bien —dice Oliver.

Pero el oponente seguía pateando. Tal vez esa era su forma de jugar al fútbol; por el contrario, Oliver, que había jugado en equipos de primera, se mostraba impotente, ya que no contaba con un buen estadio, un árbitro y, sobre todo, porque perdía rápidamente el balón. Pensó en vengarse, esperaba con ansias patear a una de las piernas que se cruzase con él, pero no le salía tan perfecto, hasta que vio el balón cerca de él y, en un amague de cintura, cruzó el codo sobre el rostro de un jugador, a la vez que, con la pierna en alto, caló perfectamente en la boca de otro jugador. Sin haber calculado el desenlace, se armó la trifulca. Esta vez era una de sus últimas enredadas formas de enfrentar un conflicto. Dos puñetazos fueron suficientes para ver correr sangre por la boca de la víctima. Se escuchó entre la gente: «Ahora te mato». Solo bastó eso para iniciar la huida.

Oliver no se había percatado que la ronda campesina estaba allí y, rápidamente, fue capturado y trasladado al calabozo, un cuarto de reflexiones, de tres por tres, donde quedaba solo hasta poder negociar con los involucrados.

Resulta que la víctima llevaba consigo una prótesis dental, en lenguaje coloquial, una plancha, la que por mala suerte rompió en aquella trifulca. Por lo que a Oliver se le obligaba correr con los gastos y reponerla. Este, al verse solo y sin dinero, no le quedó de otra, sino que recurrir a su madre. Así la llamó en los siguientes términos:

—¡Aló, aló! Madre, por favor, necesito que me envíes dinero porque he roto una plancha y debo devolverla urgente.

Hasta ahí todo iba bien, si no hubiera sido por la mala interpretación que se le dio al mensaje. La preocupada madre dijo:

—Perfecto, hijo, no te preocupes, te envío el dinero.

Mientras la madre iba camino hacia la agencia de envíos, se le ocurrió facilitarle más las cosas a mi amigo Oliver: «¿Y si en lugar de enviarle dinero, le envío la plancha? Sí, y así evita que le pidan más dinero de lo necesario».

Y así sucedió. Fue a tiendas EFE, escogió la mejor de las marcas, armó su equipaje y se lo envió hasta Pachapiriana.

Oliver esperaba con ansias el dinero porque ya llevaba dos días retenido en aquel lugar. Recibe el paquete y la sorpresa estaba a la vista.

—¡Ja! ¡Ja ja ja!

Únicamente atinó a reír, no había espacio para otra reacción. Encontrarse solo, sin dinero y retenido fueron los ingredientes perfectos para desaparecer la bravuconería.

Transpirando de ansiedad supo al fin conseguir una tregua para ir a devolver la plancha, que en ese lugar no servía, pues no había luz eléctrica. Por su parte, la víctima tuvo compasión y, con un abrazo fraterno, le concedió la tregua, mientras supo esperar unos días y comer sin la plancha de la discordia, que tanto atormentó al gran Oliverato.

Así que estimados lectores, traje esta anécdota para nunca más olvidar que cuando una comunicación no es asertiva, por más voluntad que exista entre las partes, ningún mensaje será eficaz

TIEMPOS DE COVID

I

Los rayos del sol apenas atravesaron por las rendijas de la ventana, el aire de la mañana trajo consigo un mensaje tácito...Otro día de cuarentena. Los pájaros chirreaban, silbaban, trinaban; de los perros se escuchó apenas sus aullidos; la gente murmuraba en solitario, y la ciudad, como nunca antes, se mostró pálida y abandonada en medio de la hojarasca alzada por el viento.

Tomé mi mochila y uniformado salí al trabajo rumbo al hospital. Mientras recorría las calles solitarias, estas solo mostraban, en algunas intersecciones, policías y soldados controlando el desplazamiento de la gente que transitaba por ahí; que, a decir verdad, no era mucha, pero en cambio sí se oían voces diversas, pero lejanas desde donde me encontraba. Llegué al hospital y, en la puerta de entrada, uno de los vigilantes, con la mascarilla en la cara, se apresuró en abrir la puerta para que yo ingresara por el estacionamiento, al tiempo que intentaba impedir el paso masivo de personas al nosocomio.

La gente se quedó afuera porque las restricciones de tránsito eran también para los hospitales. Muchos suplicaban por ingresar a ver a sus familiares, que se encontraban internados y no tenían ni la más mínima idea de lo que estaba sucediendo afuera. Me dirigí al control de asistencia, en el ambiente se respiraba un aire tristón: «Algún fallecido debe haber», fue lo primero que se me vino a la mente.

La gente que transitaba por los pasadizos, se notaba preocupada, con la mirada perdida e indiferente, distante, pues ya ni siquiera se podía estrechar la mano como era la costumbre hasta hacía poco. Todos caminaban como perdidos en un laberinto sin fin y sin saber qué hacer. Ingresé a la unidad de trabajo, los compañeros me indicaron con señales que no me acercara y, seguidamente, ensayaron una nueva y peculiar forma de saludar. Entre risas y bromas se distraía la idea de una inminente tragedia que estaba por venir. Una voz desde la unidad contigua se escuchó: «Se oye decir que en breve el presidente Vizcarra dará un nuevo mensaje a la nación». Todos esperábamos, al menos, que daría mayor presupuesto para el sector, abastecimiento de equipos de protección personal y solución a la brecha negativa de personal que no se había atendido en su real dimensión desde hacía varios años. Sin duda, la vida dentro del hospital había cambiado para todos, desde la manera de saludar hasta la forma de vestirse. Una mascarilla y un mandilón solo bastaban para pasar como seres desapercibidos y desconocidos ante la atenta mirada de colegas, que de lejos se despedían, y pacientes que luchaban por su vida. Veían en nosotros seres raros, cuyos vestidos nos aislaban, cada vez más, de ellos. Uno de mis pacientes me preguntó:

—¿Qué está pasando?

—Es una pandemia —le contesté.

En eso percibí su mirada cargada de angustia y con los ojos parpadeando, y entre lágrimas, me dijo con palabras tiernas y candorosas: «Dios les bendiga».

II

En Lima, según los canales de televisión, Vizcarra había convocado a una conferencia de prensa. El coronavirus estaba al acecho. Todos comentaban lo complejo de la situación. Los titulares de los principales diarios parecían haber sido contagiados por el pánico y la desesperación. Las redes sociales explotaban con videos, audios y coloridos memes alusivos al virus- Todos, sin excepción, hablaban del temible COVID-19. El Presidente confirmó la aparición de casos en nuevas regiones, todo parece ficción. En la radio, la intervención del Dr. Elmer Huerta causó pánico al revelar datos escalofriantes: se esperaban dos mil quinientos pacientes graves y solo contábamos con doscientas cincuenta camas. En palabras de los entrevistadores: era todo «una bomba de tiempo».

Los grupos de WhatsApp se alborotaban, aún más, cuando por televisión se informaba de muertos por miles a escala internacional. Era evidente que los servicios de salud habían colapsado en los países más desarrollados.

Días más tarde, Ecuador, nuestro vecino país, era víctima del temible virus. Las redes sociales, en las cuales miles de personas estábamos, directa e indirectamente, conectados en una especie de laberintos, construidos a base de innumerables enlaces entre sí, nos informaban de innumerables muertos esparcidos por las calles de aquel país, cuyos cadáveres yacían frescos y malolientes, sin otra alternativa que ser quemados junto a los basurales que se encontraban por montones al paso. Una imagen que marcaba el momento era la de un niño descalzo, de andrajoso vestido, con una mirada desconsolada hacia el infinito, pidiendo incansablemente, con voz tierna pero firme, que lo dejaran ver a su madre, en el preciso momento en el que el cuerpo inerte era llevado en la carreta de un auto al entierro masivo, para ser tirado como inmundicia humana.

El fuego, en directa alusión a su simbología de acción purificadora, tendría la función de limpiar toda contaminación esparcida por aquellos cuerpos inocentes, que solo albergaban el pecado de haberse cruzado con ese maldito virus, con aquellas gotas de saliva infectadas, que, sin querer causar daño, al esparcirse contaminaban los aires, los suelos y objetos, por los que se propaga, sin piedad, la COVID-19, que a su paso arrasaba con más y más vidas.

El Presidente anunciaba diariamente la aparición de nuevos casos en las distintas ciudades del país, como también aprovechaba el momento para hacer públicas las medidas tomadas, a fin de enfrentar la pandemia. Sin embargo, poco o nada hablaba respecto a los recursos humanos y equipos necesarios en los servicios de salud. Se daba a conocer un bono económico como si eso resolviera la grave crisis institucional en la que se encontraban nuestros hospitales. En tanto que la ministra de Salud del momento es removida del cargo. La crisis institucional seguía su curso, sin que nada ni nadie pudiera detenerla. El nuevo designado ministro de Salud tuvo un verbo muy bonito, pero que no se tradujo en la solución de los requerimientos del personal que estaba comprometido en la primera línea de batalla.

Una importante autoridad sugirió a los grandes tecnócratas y políticos disminuirse el sueldo como muestra de ser congruentes entre las acciones y su discurso. Lamentablemente, no tuvo eco dicha propuesta; pero, en su afán de distraer la atención, representantes de la nación solo se limitaron a decir que evaluarían la opción. Lo que pone en evidencia, una vez más, el discurso demagógico y de lucro del poder político, cuyas dosis de corrupción se reparten desde las más altas esferas del Gobierno hasta las autoridades de menor rango en la estructura del Estado.

III

En la sala del hospital, nos asignaron una mascarilla para usarla durante ocho largos días, así como una bata y un gorro protector. Todos nos miramos y la confusión inundó por momentos nuestra tranquilidad. Miré a mis pacientes y pensé que tal vez así podríamos estar en un corto tiempo, conectados a una máquina y rodeados de profesionales vestidos como astronautas en medio del miedo, la confusión y el calor agobiante, que precarizaba aún más el estado de ánimo.

No había tiempo que perder, las labores empezaban en una lucha interminable por mantener la tranquilidad. Se me vino a la mente algunos episodios relacionados con los acontecidos tres años atrás, cuando el miedo, la tristeza y la soledad se apoderaron de la gente al desbordarse inevitablemente el río que pasa por el centro de la ciudad, causando grandes pérdidas, sin acceso a los servicios de agua y luz, mucho menos a los alimentos. Esta era la misma soledad que imprimía el coronavirus, sabiendo que podríamos ser una de las miles de víctimas fatales de la temible peste.

En el exterior se conocía que las muertes se reportaban por cientos. Mientras eso se informaba, se nos comunicó la presencia de un español con tos, solicitando atención. El pánico se apoderó de la situación. El protocolo indicaba referirlo a otro recinto de salud. Nadie sabía si coger un lapicero o tocar una cama, permanecíamos inmóviles por miedo a ser contagiados. El trauma ya se había apoderado de todos. Finalmente, terminó el turno, regresábamos a casa sin saber si llevábamos en nuestros vestidos la peste.

Antes de ir a casa, la emergencia sanitaria obligaba a tomar precauciones domésticas. Me enrumbé al centro comercial, allí me encuentre con una cola interminable de gente esperando para entrar a realizar la compra de alimentos, que por suerte aún no escaseaban en la ciudad. Tomé mi carrito de compras y caminé por los pasadizos donde se ofrecían frutas, verduras y carnes. La gente, con mascarilla en el rostro, murmuraban: «Estamos en peligro».

Mientras realizaba las respectivas compras, se me acercó un amigo, que haciendo alarde de sus conocimientos en el arte culinario, dejaba recetas de cocina a los que ahí se encontraban; sin duda, algo estaba pasando, la Ley de Aislamiento Social había decretado, además, la Ley de Cocina Masculina en Casa.

Me dirigí a casa y entre las calles se escuchaban los silbidos de las aves, la fuerza del viento y una que otra bulliciosa ambulancia. Calles despobladas describían perfectamente el temor y la angustia de una ciudad que, hasta unos días atrás, vivía contagiada del ruido automotor y del comercio callejero, en medio de la inquietud y el caos.

Llegué a casa y lo primero que hice fue observar la televisión. Vizcarra, en conferencia de prensa, se dirigía a la nación, con su ya acostumbrada palabrería y con una mirada exenta de responsabilidad en los recursos, equipos y materiales de los servicios de salud.

IV

Se había decretado el endurecimiento del estado de emergencia. Se dictó toque de queda a partir de las veinte horas hasta las cinco de la mañana. La aparición de nuevos casos y la negativa de la gente a cumplir las órdenes gubernamentales iniciales no habían dado con los resultados esperados. Por tanto, a partir de ese día nos veíamos impedido de transitar por las noches.

Se pasaban videos alarmantes de las condiciones sanitarias en otras ciudades. Mucha gente aún no había tomado en serio la gravedad del problema. La policía intervino y la actitud pituca limeña salió a relucir en muchos casos y, en otros, la conducta delincuencial, al enfrentarse innecesariamente a las autoridades militares y policiales.

Los canales de televisión hacían un llamado a la conciencia y al cumplimiento de las órdenes del Gobierno, mientras que por las redes sociales se exhortaba a la calma. Todos, en medio de la confusión y el caos, se enviaban mensajes entre sí con comentarios perdidos en la nube.

Colegas enfermeras comentaban desde diferentes frentes y lo único que se percibía en ellas era ansiedad e impotencia. Sin saber qué hacer cuando los equipos de protección personal escaseaban en la institución, siendo que estos eran indispensables para la atención directa con los pacientes infectados.

En la ciudad, los enfermeros compartíamos un grupo de WhatsApp, los peloteros del CRI (Consejo Regional), en el que, entre risas y bromas, también hacían notar la frustración y el desencanto ante el inminente fracaso de los servicios de salud.

En un intento por mantener la calma, las autoridades, en conferencia de prensa, informaron que estábamos preparados para afrontar cualquier eventualidad. Sin embargo, esas declaraciones fueron rebotadas con sorna y burla por memes en las redes sociales, ante la atenta mirada y recreación por parte miles de cibernautas que desahogan su frustración.

En el grupo de peloteros del CRI nos indicaron que un compañero se encontraba en cuarentena, todos comentamos con sarcasmo y también con preocupación, enviamos buenos deseos y recuperación pronta. Sin embargo, la reacción no se hizo esperar, como buen pelotero, en un esfuerzo por demostrar una jugada maestra, que algunas veces los peloteros suelen hacer, y en paralela metáfora, se indicaba que un pelotero, uno de ellos fuera de área, le ha generado tremendo *faul*; todo sería una falsa alarma.

A esas alturas, extrañábamos nuestros interminables partidos nocturnos de fútbol, donde los golpes y heridas se confundían con las risas y el hambre incesante de la venganza, que muchas veces no llegaba a materializarse.

$$V$$

Mientras caminaba por la sala de la casa, escuché el sonido de notificación al teléfono. Revisé el WhatsApp. La coordinadora del servicio informaba la modificación de horarios de manera obligatoria. Ya no se trabajaría turno de seis horas, solamente se realizarían labores en modalidad de doce horas continuas. Siendo esta una disposición del más alto nivel y enmarcado dentro de la emergencia sanitaria. Todos accedimos a trabajar de esta manera. Así, me dispuse a quedarme en casa tres días, escuchando y leyendo ocurrencias y criolladas norteñas que se transmitían por las redes sociales, las cuales me hacían olvidar por un momento la trágica realidad.

Las plantas al fin gozaban de entretenidas tardes con nuestra presencia, yo disfrutaba de siestas al aire libre y lonches familiares al caer el día y el sol.

Ya por las noches, los noticieros nos actualizaban las cifras de infectados y muertos, que aun cuando no eran reales, nos servían de referencia para pronosticar el rumbo de la epidemia.

Luego de varios turnos trabajados y a esas alturas del tiempo transcurrido, perdí la cuenta de los días que llevábamos de cuarentena. Recibí la triste noticia de que un amigo y compañero de trabajo acaba de fallecer, víctima de la enfermedad que sumía en pánico a la población. Mi compañero era una persona de baja estatura, de fácil sonrisa, solidario, pero con una debilidad inmunológica que no le permitió soportar los embates de este virus. Esta noticia me generó mucha tristeza, desazón, rabia y frustración. Esta muerte, como muchas otras, quedaría en el olvido y en las estadísticas de un sistema caduco e ineficiente.

En el grupo de compañeros de trabajo lamentamos la repentina partida de un joven trabajador, lleno de expectativas y que ahora yacía en cuerpo inerte sin poder ser despedido por los suyos, dado el protocolo que se había impuesto para el manejo de los cadáveres.

Los días se iban tornando tristes; sin embargo, y como para mitigar la melancolía, el sol aparecía brillante bajo un cielo azul que no dejaba de sorprender, cuando, al mirar sobre el agua, se reflejaba una imponente luz, un destello que me dejaba maravillado ante el poder de la creación, un episodio que, por instantes, me alejaba del dolor y la tristeza.

Las noches se habían vuelto pálidas, las bulliciosas fiestas habían desaparecido por completo. Por momentos, solamente se escuchaba el sonido de la sirena de ambulancias trasladando enfermos o unidades móviles policiales que rondaban por las calles para garantizar el estado de inmovilización y aislamiento social impuesto por el Gobierno.

VI

Eran las seis y treinta de la mañana y nuevamente me dirigí a mi centro de trabajo. Me encontré con mis compañeros y, al parecer, todos lo teníamos claro. Se informaría sobre la aparición de muchos otros casos en la región. Todos tratábamos de alentarnos. Entre bromas alucinábamos que caíamos en batalla, cada quien con su respectiva particularidad.

Al rato, se nos notificó sobre la presencia de una gestante en trabajo de parto con síntomas respiratorios, quien había estado en contacto con un paciente positivo al mortal virus. Todos se alborotaron, no sabían qué hacer; las ideas se disipaban sin rumbo ni objetivo. El caos se apoderó, la paciente fue trasladada entre los pasadizos del hospital rompiendo todos protocolos establecidos. Todos estábamos entrando en una especie de psicosis colectiva, todo asustaba, todo aterraba, todo se volvía estéril porque no había argumento que cobrara sentido al saber que pronto pasaríamos de ser defensores contra el virus a víctimas inevitables de este, fundidos en el dolor y la resignación, a la espera de un final triste o feliz, pero final al fin.

La paciente como para no generar duda, incorporó sus manos sobre la nariz y en un estornudo, que se escuchó hasta los ambientes aledaños, terminó por confirmar la sospecha. Todos nos mirábamos y reíamos nerviosamente, de miedo, sin saber qué hacer. Por fin, nos reincorporamos emocionalmente, todos estábamos vestidos con una bata, una mascarilla de viejo aspecto, bañada por el sudor del infatigable trabajo en medio del calor insoportable de la ciudad; además, del reúso obligatorio de los equipos de protección que la autoridad nos había tan cruelmente impuesto.

VII

Mientras caminaba por la avenida principal, vi a un soldado apuntando con un fusil la sien de una mujer que se encontraba dentro de un auto negro del año, lunas polarizadas, con luces interiores activadas. Al mirarla, me di cuenta de que era mi colega que, de manera negligente y sin medir las consecuencias, intentaba cruzar la avenida negándose al control de rutina. Al ver la reacción del militar que la apuntaba directamente a la sien, la vi con los ojos desorbitados y asustada, peor que los que esperaban la infección por el virus.

Las calles estaban ocupadas por los militares, el tránsito peatonal y vehicular se encontraba restringido, las aves cruzaban el aire una y otra vez.

El río que atraviesa la ciudad invitaba a refrescarnos la cara, el sol lastimaba la piel con latigazos de fuego sin cesar, mientras el aire se volvía frío de cara a la temible enfermedad.

Miré a mi alrededor, la soledad inundaba la ciudad. A lo lejos, una alameda vacía y sin vida.

VIII

Ya habían pasado 43 días de confinamiento y los casos iban en aumento, sin un horizonte claro; por consiguiente, las muertes ya se contaban por miles a lo largo y ancho del país. Los hospitales, que se encontraban operando en esta región, habían agotado su capacidad de respuesta, más muertes se aproximaban ante la falta de camas y equipos médicos.

Por las redes circulaban videos con cadáveres embolsados a la espera de familiares y centros de acopio para cremación, estos estaban expuestos al aire libre como desperdicios, con esto se ponía en evidencia la pérdida del sentido de humanidad y del valor de la dignidad del ser humano.

A las autoridades solo les importaba su imagen personal, por lo que no dudaron en victimizarse y mostrarse como grandes gestores, pero esto no generó efecto alguno en la mejora de los servicios de salud. Ver esas imágenes esparcidas en algún lugar del centro hospitalario, se equiparaba a un mundo salvaje, donde solo rige la ley del más fuerte y los débiles yacen como manadas sin vida en cuerpos putrefactos, alimentados por un sol que irradia pesar y desconsuelo.

Una enfermera, con ojos llorosos, piel maltratada por la arena y con un buen timbre de voz, se dirigió a través de las redes sociales para alertar sobre la falta de equipos y materiales, los cuales eran necesarios para seguir haciéndole frente a la pandemia. A partir de ese momento, el sol se ocultó para ella y en una especie de eclipse produjo una ceguera selectiva, acompañada de la indignación de las autoridades de la ciudad. Sin poderlo creer, se había determinado la rotación de la enfermera por haber tenido la valentía de enrostrar la precaria situación que se vive en los establecimientos de salud.

IX

Eran las seis de la tarde, como llamaradas de fuego en oleadas esporádicas, sentí un calor en el cuello que se extendió por toda mi cabeza, sin prestarle mayor importancia, contemplé con atención el ocaso del sol, que había convertido el cielo en un gran espectáculo de variedad de colores rojizos y amarillentos.

No obstante, aquellas llamaradas de calor se iban haciendo más intensas y, poco a poco, se iban transformando en leves dolores de cabeza, que me acompañaban hasta el amanecer.

Seis de la mañana, el sol se metía por mi ventana para avisarme que era la hora de ir al trabajo. Me puse de pie con algo de dificultad, el dolor se ha ido extendiendo por todo mi cuerpo, con leves artralgias que me impedían avanzar hacia la calle. Me armé de valor y me fui al trabajo. Contemplando la soledad de las calles, me distraje temporalmente de esos punzantes dolores, que esporádicamente irrumpían en mis huesos.

Pese a esto, pude arribar a mi centro de trabajo. Casi sin poder caminar, desempeñé funciones todo el día. Al caer la tarde, volvieron con más intensidad aquellas llamaradas de calor por todo el cuerpo, miré a mis compañeros y en mensajes tácitos se compadecieron de mí, en medio del terror y la angustia.

Llegué a casa, el aire empezaba a faltar, no podía respirar... En un intento por tranquilizarme, me mantuve de pie, y con la cabeza en alto y el cuerpo erguido repetía, una y otra vez: «Esta guerra la ganamos todos».

Fue un día de sorpresas, el diagnóstico era casi seguro. Mis amigos habían ido a casa casi mudos de terror, aunque sus rostros se percibían normales, estaban llenos de pánico, sus risas forzadas eran la demostración de que las cosas no andan bien.

La noche se hizo larga, bulliciosa. Mis oídos percibían los silbidos de grillos; el ruido del viento se confundía, una y otra vez, con la sirena de las ambulancias; los aullidos raros de los perros me recordaban las historias de la montaña, historias que de niño me daba miedo escucharlas, era inevitable; los gatos, esa noche, peleaban entre sí.

Las horas no avanzaban, el dolor y la fiebre, sin duda, habían invadido por completo mis huesos y mi piel. Por un instante me quedé completamente dormido y entre sueños leí un mensaje en el que me informaban que en mis imágenes de tomografía se evidenciaban signos compatibles de infección por el temible COVID.

Inicié el tratamiento. Las molestias iban pasando y mis amigos llamaban una y otra vez. Mi familia, que estaba lejos, sufría por la impotencia de no poder hacer nada al respecto. Ellos solo se limitaban a dar indicaciones de medicina alternativa, la misma de la que en casa ya se tenía conocimiento por lo que se había preparado con mucha antelación.

Estuve desde entonces aislado, sin comunicación con mi entorno natural; solo escuchaba, solo sentía, pero a nadie podía ver, ni a los amigos ni a la naturaleza; solo mensajes y publicaciones por redes sociales me mantenían conectados con el mundo externo, recibía llamadas de afecto de mis amigos y, durante las interminables noches, solo escuchaba el viento, la sirena, el llanto de los perros... y al intentar dormir, se me venía a la mente, una y otra vez, la imagen popularizada de africanos cargando mi féretro.

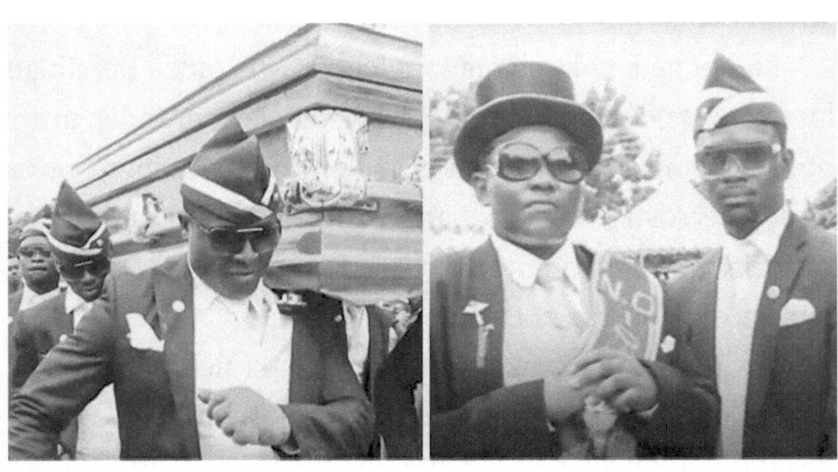

X

Escuchaba al ministro que, con cruda frescura, indicaba que ese era el rostro que esperaban ver en esta pandemia.

Los muertos yacían esparcidos por las calles, los enfermos, moribundos, hacían largas colas, respirando con dificultad, para solicitar oxígeno, el que ya comenzaba a escasear. Las familias lloraban desesperadas sin saber nada de sus enfermos. Nosotros contemplábamos amargamente los días oscuros, llenos de las declaraciones de lacras vivientes que al siguiente día aparecían en los titulares, señalados por actos de corrupción.

La situación se fue agravando, el personal sanitario había empezado a contagiarse y los equipos de seguridad personal se habían extinguido en el lenguaje de los políticos y autoridades del sector.

Perdido en el tiempo de aislamiento, mis compañeros de trabajo comenzaban a retirarse progresivamente a sus casas para cumplir con la cuarentena obligatoria por la infección. Solo quedaba un grupo diminuto en el hospital para seguir cumpliendo con el deber.

Enclaustrado en mi aislamiento y ya recuperado de las dolencias y de la fiebre, recibí una llamada en la que se me indicaba que mis compañeros estaban ingresando al túnel del miedo y la ansiedad; solo me quedaba enviar palabras de aliento y cumplir con los días de cuarentena para reincorporarme nuevamente al frente de batalla.

Era la semana de celebración del Día de las Madres y para distraerme de la pandemia, le escribí unas líneas de inspiración:

FELIZ DÍA DE LA MADRE

Son las seis de la mañana
las aves cantan, el viento calla,
las flores nacen, el sol aparece
y tu piel suave a mis ojos resplandece.

Hoy es segundo domingo de mayo
una celebración sin precedentes,
un abrazo virtual y un beso en la frente
y una canción de amor te canto en mi mente.

Es segundo domingo de mayo:
feliz día, madre, dice una canción
no hay nada mejor en mayo
que recordar tu día con gran emoción.

Madre enfermera, cargo muy bien ganado,
hoy es tu día, pero casi sin celebrarlo.
Eres ejemplo de lucha y ejemplo de legado,
aquí en la tierra donde más has amado.

Es segundo domingo de mayo
y desde aquí mi mejor regalo:
Una letra con cálido abrazo,
una rima quizás, o tal vez una prosa
para ti, que siendo madre
siempre te ves muy hermosa.

XI

Transcurridos unos días, el Gobierno anunció la flexibilización del libre tránsito, por fin la gente empezaba a tener cierto respiro. Sin embargo, la muerte seguía acechando sin cesar por todos lados.

Me llegó la noticia de que un amigo, compañero de aulas universitarias y de luchas, había sucumbido al virus, la congoja invadía inevitablemente el momento. Hacía unos días atrás, me indicaba que ya se sentía mejor, pero quizá fue una oportunidad envidiable la que tuvo para increpar a las autoridades y, tal vez, para despedirse al mejor estilo de sus amigos y familiares más cercanos.

La naturaleza comenzaba a cobrar verdor en los campos, las playas norteñas se mostraban invadidas por la fauna marina, la fauna silvestre se exhibía a la vista... Al fin, la mano acosadora del hombre había quedado marginada a su mínima expresión. Todo esto me parecía muy bien por la naturaleza, pero al mismo tiempo el costo estaba siendo muy alto. La vida humana se estaba extinguiendo sin poner reparo, la naturaleza estaba castigando la indiferencia de los gobiernos. La falta de políticas públicas había desnudado por completo la realidad. La precarización de los servicios públicos era evidente y, como es lógico, nos había vuelto vulnerables a todos. A pesar de ello, la gente había retornado a las calles.

Era junio; el tercer domingo se celebraba el Día del Padre. Como no puede ser de otra manera, le dediqué unas pinceladas al más grande hombre, mi padre:

FELIZ DÍA, PAPÁ

El padre que yo tengo
es fuerte como el roble,
alegre como las flores,
aguerrido como un león.

Trabajador incansable
y noble es su mirar,
tiene su voz entrañable
y muy recto al hablar.

El padre que yo tengo
es digno de alabar;
es mi orgullo y mi modelo,
mi héroe en toda edad.

El padre que yo tengo
es un sabio natural,
en este mundo terrenal
nadie, nadie va a encontrar.

El padre que yo tengo
Fidel se hace llamar,
nunca lo vi rendido,
siempre fue espectacular.

Ganador de mil batallas,
es mi padre ejemplar,
me enseñó a labrar la tierra
con sabiduría y humildad.

El padre que yo tengo
es de risa fácil,
bromista sin igual
¡Qué orgullo con mi papá!

Fidel Fernández se nombra,
es mi amigo sin interés,
hombre de mil batallas
es mi héroe natural...

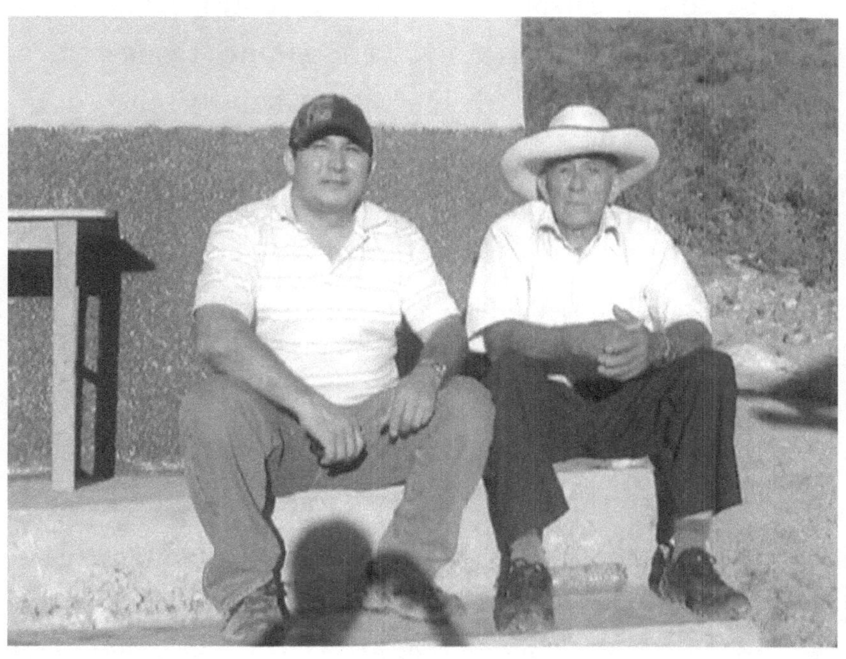

XII

Regresé al trabajo. Como si se tratara de una enfermedad que generara turnos, mi colega iniciaba ahora su cuarentena. Había sido infectada por el virus. Veía sus ojos llorosos, cargados de lamento, y escuchaba una voz tenue de la que apenas se percibía esperanza. La contemplé por un momento y en un esfuerzo al verla recuperar las fuerzas, traté de comunicarme en los días siguientes, acompañándola, al igual que a otros amigos, en su franca recuperación.

En el hospital, la forma de vivir se había vuelto confusa, nos estamos acostumbrando a convivir en un ambiente hostil. Los contagios seguían su curso y nuestro entorno ya casi ignoraba por completo el miedo. Al fin y al cabo, era una buena manera de enfrentar de igual a igual esta guerra. Muchos habían caído, pero ya nada nos amilanaba, todos habíamos cobrado fuerza y, aún convalecientes, reservábamos un espacio para la chispa y la risa, como un instrumento de distracción para evitar mirar un mundo lleno de aflicción, donde solo se vivía lamentando la muerte.

Miré muy de cerca el desarrollo de ciertas costumbres extremas para evitar el contagio por COVID-19, desde saludarse con la mirada hasta lavarse las manos por cada paso que se da en el hospital. Había denominado a una de estas costumbres como el síndrome Iván, en honor a un amigo que coincidía en mis turnos de trabajo, el cual consistía en lavarse las manos hasta por haber cogido el papel para secarse, luego de un redundante lavado de manos, convirtiéndose en un ciclo interminable.

Un día se me ocurrió ir a almorzar con él y el protocolo que presencié fue de película. Primer paso: lavado de manos antes de salir del servicio. Segundo paso: lavado de manos antes de caminar por los pasadizos. Tercer paso: lavado de manos antes de ingresar al comedor. Cuarto paso: lavado de manos después de ingresar al comedor. Quinto paso: lavado de manos antes de recibir el plato de comida. Sexto paso: lavado de manos antes de llegar a la mesa. Séptimo paso: antes de sentarse a la mesa. Octavo paso: lavado de manos después de abandonar la mesa. Noveno paso: lavado de manos después de firmar conformidad del almuerzo. Décimo paso: lavado de manos antes de salir del comedor, y así sucesivamente se llegaba al vigésimo paso hasta regresar a la unidad de trabajo. Ese día significó un verdadero viacrucis. En realidad, le aterraba la idea del contagio. Sin embargo, ni eso fue suficiente para evitar la enfermedad, pero como buen soldado, superó el virus y en poco tiempo estuvo de vuelta en el campo de batalla. Entonces, sin exagerados protocolos, aprendimos a burlar el virus y a reír en medio de la adversidad.

Era julio, y en el Perú se celebraba 199 años de independencia. Estas fiestas se vivían con un patriotismo inimaginable, pero esta vez todo sería diferente. Aquí unas líneas a mi Perú querido:

SI YA EN MI PECHO LLEVO TUS COLORES

Si ya en mi pecho llevo tus colores
no hace falta pintar los balcones,
ya como enfermeros pintamos los corazones
haciendo patria, Perú de mis amores.

La rojiblanca flamea en los hospitales
con héroes invencibles en sus servicios,
con ángeles eternos desde los cielos
todos haciendo un sinfín de artificios.

Nos dicen héroes con optimismo
desde las altas élites gubernamentales
todos se cogen de nuestros vestidos
cuando todo colapsa en los hospitales.

Si ya en mi pecho llevo tus colores,
no hacen falta mayores festividades
es el cuidado la que flamea como bandera
en cada enfermero de todas las ciudades.

Si ya en mi pecho llevo tus colores,
espero que también la lleves tú
juntos unidos gritaremos
¡Qué viva la patria! ¡Qué viva el Perú!

XIII

En este mar de lágrimas habíamos sucumbido todos, pero de este también saldríamos adelante. Unos luchando día a día desde la tierra y otros sirviendo de inspiración de trabajo desde el cielo. Unos demostrando su gran esfuerzo y profesionalismo desde las áreas administrativas, muchas veces incomprendidas. Otros, desde las áreas asistenciales altamente exigentes. Aquí nadie era más que otro, todos nos enfrentábamos desde diferentes trincheras con un objetivo común: encontrarnos en un abrazo de unidad y consuelo. Para todos ellos, para los honestos que hicieron con su esfuerzo que las cosas salieran lo mejor posible, mi reconocimiento y admiración. Para los deshonestos y corruptos que hicieron de esta guerra una oportunidad para llenarse los bolsillos, mi repudio y rechazo total.

No cabe duda de que este virus separó amistades y familias enteras; pero al mismo tiempo, permitió establecer lazos afectivos muy arraigados en el entorno más próximo y más lejano entre familias. Regresaron las llamadas reiteradas, llenas de afecto y cariño, cargadas de bendiciones; el internet se había encargado de unir a las familias en tiempo real, con el uso de plataformas virtuales, la alegría y la esperanza tenían un resquicio en cada uno de los corazones agobiados por las irreparables pérdidas de sus seres queridos.

Lamentaremos haber perdido a familiares y amigos; no obstante, se comenzará a oír en paralelo una voz muy tenue, con palabras que cubrirán en por completo nuestro ser. Serán cantos desde los más recónditos lugares, serán suspiros desde los rincones castigados por el confinamiento, serán silbidos desde la más lejana montaña, volveremos a escuchar y leer en paz las creaciones de los más grandes poetas, disfrutaremos de las melodías entonadas por el viento, que dejarán a su paso aliento, fe y esperanza.

En cada uno de ellos se percibirá la fortaleza que ahora irradia a todos, y sospecho que, en un futuro cercano, la algarabía, dibujada en la unidad y en un apretón de manos en colectivo, permitirá la entrada triunfal a una nueva era de paz en estrecha relación con la vida y la naturaleza.

Atrás quedan la tristeza, la desilusión y la desesperanza. Se abre paso a una vida llena de júbilo donde todos cantaremos a una sola voz: «Adelante, con fe». En memoria a toda la familia turquesa que practica la ciencia del cuidado, para todas ella, las siguientes pinceladas.

DULCE TURQUESA

Dulce turquesa de caminar elegante
de tierno corazón y grata mirada,
de infinito amor y terco semblante,
derrochas la paz como un Dios gigante.

Dulce turquesa de caminar elegante
regalas tu tiempo y sin alarmarte,
arriesgando la vida te enfrentaste
con alma de ángel, con virtud y coraje.

Dulce turquesa de corazón gigante
dueña de estrellas, dueña del aire
mano de Dios en los hospitales
aire de vida que cura los males.

Dulce turquesa de terco semblante
llenas de alegría con tu cara de ángel
q no cambiaría por nada del mundo.

Dulce turquesa de corazón gigante
que diste tu vida en esta pandemia,
eres un ángel mi gran enfermera
nosctros acá y ustedes allá,
todos por siempre grandes colegas.

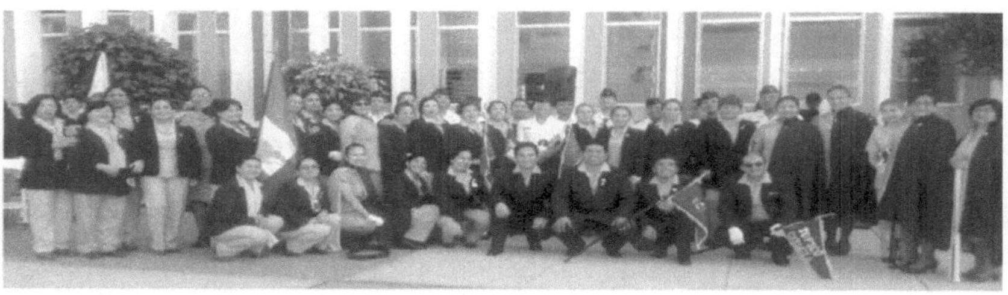

BIOGRAFÍA

Nehemías Fernández Mera nació en el Distrito de Pucará, Provincia de Jaén, Departamento de Cajamarca (1973), Perú. Sus estudios de primaria y secundaria los realizó en el mismo distrito, en combinación con actividades agrícolas, principal actividad de sus padres. A los quince años queda huérfano de madre, situación que lo sumerge en una profunda tristeza, justo en el momento que transitaba por una incipiente oportunidad de desarrollo. Sin tener mayores oportunidades, y con el apoyo de su padre y sus hermanos mayores, postuló a la carrera profesional de Enfermería en la Universidad Nacional de Cajamarca sección Jaén, donde ejerció activamente cargos directivos en el movimiento estudiantil, obteniendo posteriormente el grado de licenciado en 1998. Inmediatamente comenzó su ejercicio profesional trabajando en centros y puestos de salud del Ministerio de Salud (Minsa). Luego de diez años, renuncia a su plaza de nombrado y se postula y gana una plaza en EsSalud. Desde el año 2008 trabaja con esta institución, prestando sus servicios en el Hospital José Cayetano Heredia de Piura.

Durante su trayectoria profesional, ha tenido cargos representativos de Enfermería, siendo integrante de la junta directiva del Consejo Regional XVII del Colegio de Enfermeros del Perú, dirigente sindical de base y dirigente nacional del Sindicato Nacional de Enfermeros del Seguro Social de Salud (Sinesss). Ha culminado estudios de maestría en Salud Pública, es enfermero especialista en Emergencias y Desastres. Actualmente es bachiller en Derecho de la Universidad Señor de Sipán.

En el año 2020, víctima de la pandemia por la COVID-19, tuvo que interrumpir sus labores hospitalarias por veinticinco días, lo que le permitió iniciar el desarrollo de poesías en rima y de esta historia narrativa, que combina la realidad con la ficción, titulada *Crónicas de un enfermero. Vivencias dentro y fuera del hospital.*

TÍTULOS RELACIONADOS

Las ruinas del fuego **(Pedro Valbuena)**

La maternidad en tiempos de coronavirus **(Raquel Caspi)**

Gandhi en cuarentena **(Francisco Sáenz Ráez)**

En primera línea: héroes cajamarquinos **(Lorena Becerra)**